AF295696

THÈSE

POUR

LE DOCTORAT EN MÉDECINE,

Présentée et soutenue le 4 juillet 1839,

Par Auguste GELLUSSEAU, de Chollet

(Maine-et-Loire).

> Ut desint vires, tamen est laudanda voluntas;
> Hac ego contentos auguror esse *Deos.*
> (Ovide).

I. — De la compression permanente du ventre chez les ascitiques.

II. — Dans quel endroit, et de quelle manière la ligature doit être appliquée dans un cas de plaie d'artère?

III. — Quelles sont les matières médicamenteuses que la médecine emprunte à la famille des champignons? Faire connaître la composition chimique de ces matières, et décrire les préparations pharmaceutiques qu'on leur fait subir.

IV. — Déterminer s'il existe des grossesses interstitielles.

(Le Candidat répondra aux questions qui lui seront faites sur les diverses parties de l'enseignement médical.)

PARIS.

IMPRIMERIE ET FONDERIE DE RIGNOUX,

IMPRIMEUR DE LA FACULTÉ DE MÉDECINE,

Rue des Francs-Bourgeois-Saint-Michel, 8.

—

1839

FACULTÉ DE MÉDECINE DE PARIS.

Professeurs.

M. ORFILA, DOYEN.

MM.

Anatomie	BRESCHET.
Physiologie	BÉRARD (aîné), Président.
Chimie médicale	ORFILA, Examinateur.
Physique médicale	PELLETAN.
Histoire naturelle médicale	RICHARD.
Pharmacie et Chimie organique	DUMAS.
Hygiène	ROYER-COLLARD.
Pathologie chirurgicale	MARJOLIN. GERDY.
Pathologie médicale	DUMÉRIL. ANDRAL.
Anatomie pathologique	CRUVEILHIER.
Pathologie et thérapeutique générales	....
Opérations et appareils	RICHERAND.
Thérapeutique et matière médicale	....
Médecine légale	ADELON.
Accouchements, maladies des femmes en couches et des enfants nouveau-nés	MOREAU.
Clinique médicale	FOUQUIER. BOUILLAUD. CHOMEL. ROSTAN.
Clinique chirurgicale	JULES CLOQUET. SANSON (aîné). ROUX. VELPEAU.
Clinique d'accouchements	DUBOIS (PAUL).

Agrégés en exercice.

MM. BAUDRIMONT.	MM. LARREY, Examinateur.
BOUCHARDAT.	LEGROUX, Examinateur.
BUSSY.	LENOIR.
CAPITAINE.	MALGAIGNE.
CAZENAVE.	MÉNIÈRE.
CHASSAIGNAC.	MICHON.
DANYAU.	MONOD.
DUBOIS (FRÉDÉRIC).	ROBERT.
GOURAUD.	RUFZ.
GUILLOT.	SÉDILLOT.
HUGUIER.	VIDAL.

Par délibération du 9 décembre 1798, l'École a arrêté que les opinions émises dans les dissertations qui lui seront présentées doivent être considérées comme propres à leurs auteurs, et qu'elle n'entend leur donner aucune approbation ni improbation.

A MON PÈRE ET A MA MÈRE.

A LA MÉMOIRE A JAMAIS INEFFAÇABLE

DU MEILLEUR DES FRÈRES.

A. GELLUSSEAU.

QUESTIONS

SUR

DIVERSES BRANCHES DES SCIENCES MÉDICALES.

I.

De la compression permanente du ventre chez les ascitiques.

En médecine, et surtout en thérapeutique, une découverte n'est pas plutôt faite, que déjà son auteur et ses partisans veulent lui soumettre tout aveuglément, et ne peuvent souffrir qu'une maladie ose se montrer réfractaire, tandis qu'à côté, d'autres esprits, dans un but qu'il est souvent difficile de qualifier, repoussent comme impuissante et illusoire, cette découverte, qui souvent n'a d'autre tort que de n'être pas le fruit de leurs études. N'est-ce pas là, en raccourci, l'histoire de tous nos médicaments, de tous nos procédés opératoires? Ce sort n'a-t-il pas été celui de la compression, envisagée sous son point de vue thérapeutique, de l'hydropisie péritonéale?

Au milieu d'opinions si diverses, cherchons, à l'aide du raisonnement, soutenu par des expériences puisées à des sources importantes, ce que cet agent peut nous offrir d'utile dans une maladie contre laquelle nous n'avons à opposer que des remèdes qui ne sont souvent que palliatifs, et toujours de courte durée. Dégagé de toute idée préconçue, de tout esprit de système, voyons si, dans le traitement de l'ascite, nous devons admettre ou repousser l'emploi de la compression du ventre.

Cette tâche, dans une question si neuve, encore si dépourvue de documents, serait de nature à nous effrayer si nous ne nous sentions naître un peu de courage, en répétant, avec Ovide :

Ut desint vires, tamen est laudanda voluntas,
Hac ego contentos auguror esse *Deos*.

Avant d'aborder la compression, reconnaissons le terrain sur lequel nous devons placer cette dissertation, jetons un coup d'œil rapide sur les lésions anatomiques qui ont élaboré l'ascite. Pour nous initier plus sûrement à ce travail pathologique, demandons à la physiologie ce que les expériences lui ont appris sur ce point si intéressant en médecine. Ce ne sera qu'à la condition rigoureuse de la connaissance approfondie de ces différents points qu'il nous sera donné de pénétrer ce que vaut la compression. Qu'on ne nous accuse pas de nous jeter en dehors de notre sujet, car nous dirions avec Louis : « C'est dans le caractère propre de chaque genre, de chaque espèce de maladie, qu'est l'indication curative. » Si donc l'écrivain des *Mémoires de l'Académie de chirurgie* a dit vrai, en traçant aussi succinctement que possible les caractères principaux, les caractères essentiels de l'ascite, ce sera travailler à la compression, ce sera rester dans les limites du sujet qui nous a été imposé.

Mais, avant toute chose, faisons dominer ce travail tout entier par trois grandes divisions qui nous semblent naturelles, tant sous le point de vue pathologique que sous celui de la physiologie, et même de la thérapeutique; disons-le par anticipation : 1° Ascite produite par un obstacle au cours du sang abdominal; 2° Ascite dépendante d'une plénitude trop grande des veines et des artères; 3° Ascite produite, selon toute probabilité, par une altération des principes constituants du sang.

CHAPITRE PREMIER.

Lésions anatomiques s'opposant au cours veineux abdominal dans la formation de l'hydropisie péritonéale.

A la tête de ces obstacles, nous devons placer les lésions du foie, lesquelles peuvent consister, tantôt dans une induration rouge, blanche ou grise, tantôt, ainsi que M. le professeur Andral l'a observé, avec atrophie des deux substances constituantes du tissu hépatique; d'autres fois, enfin, la partie rouge peut seule être atrophiée, pendant que la blanche est hypertrophiée, altération que l'auteur que nous venons de citer nomme *cyrrhose*.

Dans ces lésions, on s'expliquera facilement l'obstacle apporté à la circulation veineuse, lorsqu'on saura que les injections, avec quelque force qu'on cherche à les pousser, pénètrent difficilement dans la substance du foie; et, chose assez bizarre, lorsque des masses cancéreuses, tuberculeuses, ou des hydatides, occupent le foie, l'injection peut passer encore : aussi ne survient-il d'hydropisie que dans la dernière période de la maladie.

On a aussi observé que des engorgements de la rate, des ganglions mésentériques tuberculeux, ou autres tumeurs, pouvaient, en se plaçant sur le trajet de la veine porte, s'opposer à la circulation du système veineux abdominal.

Toutes les fois que la veine cave inférieure ne se dégorgera pas librement dans l'oreillette droite, soit dit en thèse générale, il y aura constamment hydropisie, que cet obstacle soit le résultat d'une dilatation avec hypertrophie du ventricule droit ou de l'oreillette correspondante, ou de ces deux parties à la fois, soit que les valvules tricuspides, etc., soient le siége d'altérations diverses. N'oublions pas que des altérations peuvent siéger dans le cœur gauche, ou même dans l'étendue de l'aorte, et causer l'ascite, comme si le cœur droit était lui-même malade; mais, dans ce cas, la cause est moins directe, et n'agit que par un effet rétrograde et successif de la colonne sanguine. Dans ce dernier ordre de lésions, les premiers signes d'ascite ne commencent à se manifester qu'après que l'infiltration du tissu cellulaire s'est progressivement étendue des malléoles à la partie supérieure des cuisses. Il en serait de même d'une obstruction de la veine cave à la partie supérieure du ventre : le péritoine ne se remplirait de liquide qu'à une époque avancée de la maladie, et toujours consécutivement.

Ainsi donc ; obstruction du système de la veine porte ; obstruction du système veineux générale de la veine cave inférieure.

CHAPITRE II.

Ascite produite par une dilatation trop considérables des artères et des veines de l'abdomen.

L'habitant des marais Pontins, comme celui de tous nos départements de l'ouest, semble frappé, avec une sorte de prédilection, par l'ascite : c'est que lui aussi est une victime choisie de la fièvre intermittente. Nous pensons, dans ce cas, que dans le stade de froid, le sang, chassé de la périphérie vers les organes intérieurs, congestionne les vaisseaux, qui bientôt perdent leur élasticité, et prennent un aspect variqueux, condition essentielle, comme nous le verrons bientôt pour la production de l'ascite. Si cette explication n'est pas la vérité, elle nous semble toujours plus près d'elle que celle qu'en trouve Portal dans l'engorgement de la rate, suite presque inévitable de cette affection périodique. Du reste, si, dans ce cas, il fallait, contre notre opinion, admettre que la rate est cause de l'ascite, il nous semble, avec M. De la Berge, que la seule explication que l'on pourrait en donner serait celle de Cooper, qui croit que, par son développement, la rate comprime et irrite le péritoine, de manière à y déterminer l'afflux du sang, et, par suite, une suffusion séreuse plus abondante. Ainsi ce serait encore, comme dans notre explication, la turgescence des vaisseaux de l'abdomen qui serait le résultat de cet engorgement.

Nous n'avons insisté sur le mécanisme de l'ascite dans la fièvre intermittente, que pour n'avoir pas à y revenir ; car nous croyons que, dans la suppression d'une hémorrhagie, d'un exutoire, d'un exanthème, les choses doivent se passer à peu près de même. On penserait, dit Dalmas, que, dans ces suppressions, il n'est survenu un épanchement que parce qu'il s'est formé une pléthore accidentelle à la suite de l'évacuation qui se faisait auparavant, et que l'ascite n'a d'autre but que de rétablir les qualités, les proportions du sang dans leur état antérieur.

Pour rester dans la concision que nous nous sommes imposée, disons, d'une manière générale, que toutes les causes qui agiront, soit en chassant le sang de l'extérieur à l'intérieur, comme une température froide pendant que le corps est en sueur, soit que le sang soit attiré à l'intérieur par une cause qui y agit localement, l'hydropisie péritonéale peut être la suite de cet état de turgescence des vaisseaux de l'abdomen. Bientôt, aidé par les expériences de M. Magendie, nous prouverons que c'est une des causes les plus évidentes de l'ascite.

CHAPITRE III.

Ascite dépendante d'une altération des principes constituantes.

Dans mes notions préliminaires, j'ai fait pressentir, dit M. Itard, qu'il n'est pas de fonctions dont le dérangement se lie plus à l'étiologie des hydropisies que celles du système sanguin. Combien d'ascites ne voit-on pas à la suite d'un défaut de proportion dans les principes du sang, par exemple dans l'hydropisie qu'on appelle *asthénique* ou *passive*, qu'on observe chez les anémiques, chez les femmes chlorotiques, aussi bien que chez les sujets qui vivent au milieu d'une atmosphère froide et humide, dans des lieux bas, mal aérés, mal éclairés, soustraits depuis longtemps à la lumière du soleil, ou qui vivent en butte à des peines afflictives profondes.

Il doit y avoir lésion du système sanguin dans tous ces cas. Les meilleures preuves qu'on en puisse donner ne sont-elles pas dans le savant travail de M. le docteur Trousseau? Il a fait analyser ce sang par le célèbre Barruel : il a trouvé qu'il manquait de ses proportions de cruor et de fer. Du reste, eussions-nous été condamné à être privé de ces expériences, n'aurions-nous pas encore celles des thé-

rapeutistes, qui nous apprennent qu'ils guérissent ces affections anémiques par les ferrugineux ou les toniques, et qu'à la suite de cette
médication l'ascite disparaît ?

Dans ce dernier groupe de causes de l'ascite, nous ne savons quel
mécanisme préside à la formation de l'épanchement. Nous ne croyons
pas qu'il en soit ici comme dans les cas où l'ascite se forme consécutivement à une turgescence de vaisseaux de l'abdomen : on pourrait
penser que c'est à la prédominance de la sérosité, car Willis, Meysery,
Rammazzini et Monro, ont rendu presque subitement hydropiques les
animaux qu'ils gorgeaient d'eau ou dont ils injectaient les veines avec ce
liquide ; mais ces expériences sont contredites par celles de M. Magendie, qui n'a rien observé de semblable. Disons donc que cette
espèce d'ascite, du moins pour son explication, doit être rangée parmi
les *speranda* de la science. Nous en dirons autant de la néphrite albumineuse, dans laquelle le sang semble vicié dans sa partie albumineuse,
qu'on retrouve dans l'urine quand on la traite par le feu, l'éther et
l'alcool.

Cette espèce d'ascite, disons-le, pour ne plus être obligé d'y revenir,
est celle que la compression ne saurait guérir, et qui paraîtrait à tort,
aux yeux de quelques personnes, justifier la proscription lancée contre cet agent mécanique dans quelque indication que ce soit. Ici, le
premier devoir du médecin n'est-il pas de reconstituer le sang dans
ses conditions physiologiques, de lui rendre ses principes constituants
dans les proportions voulues par la nature ? Or, je le demande, quelle
pourrait être, dans cette indication, la puissance de la compression ?
par quel procédé chimique pourrait-elle agir sur le sang ? Nous ne
pensons pas qu'on puisse jamais en trouver un. Si, dans cette hydropisie péritonéale, il pouvait y avoir quelque avantage à comprimer le
ventre, ce serait comme moyen secondaire, pour faire disparaître un
reste d'épanchement qui persisterait après que la cause déterminante, la
maladie du sang, aurait été guérie.

Quoi qu'il en soit, l'exposé rapide que nous venons de donner des
causes de l'ascite n'est point un cadre étiologique complet : la nature

de la question qui nous a été adressée nous l'interdisait ; nous n'avons eu d'autre but que de donner des divisions autour desquelles on peut, selon nous, grouper toutes les causes de l'hydropisie du péritoine. Notre travail y a gagné, puisque nous avons déjà trouvé à le simplifier; en éliminant du domaine de la compression la classe, selon M. Itard, la plus nombreuse de celles que nous avons établies.

Il nous reste donc encore, à nous occuper de l'ascite par obstacle à la circulation veineuse abdominale, et de celle produite par la turgescence des vaisseaux de cette même région. Ces causes toutes différentes qu'elles soient n'en ont pas moins le même mécanisme dans la formation de l'épanchement ; aussi n'en ferons-nous qu'un seul article. Voici, d'après M. Magendie, quel est ce mécanisme, qu'il nous importe de bien connaître.

Le savant professeur du collège de France a injecté assez d'eau pour doubler, pour tripler le volume naturel du sang; il a déterminé une distension considérable, et, par suite, a augmenté d'une manière notable la pression que le fluide qui circule éprouve. Examinant alors le péritoine, on a vu s'écouler de sa surface de la sérosité qui s'accumulait dans sa cavité, et y produisait une véritable hydropisie. Voilà pour la partie de l'imbibition connue sous le nom de *phénomènes d'exhalation*. Voyons la seconde partie, que les physiologistes appellent du nom d'*absorption*.

Le même auteur a injecté dans les veines autant d'eau qu'elles en pouvaient contenir, sans que l'animal mourût; puis on plaça dans la plèvre un poison des plus énergiques : on remarqua qu'il y avait absence de phénomènes d'absorption, et, partant, d'empoisonnement. M. Magendie fit la contre-épreuve ; il désemplit les vaisseaux par une saignée: l'absorption se fit, et l'animal mourut.

Ces expériences portent avec elles leurs commentaires ; elles nous mettent en évidence, si l'on peut ainsi parler, l'ennemi que nous avons à combattre, puisque nous voyons, d'une part, que les lésions du foie, du cœur, etc., congestionnent les vaisseaux du ventre, et que, d'un autre côté, nous apprenons que cette turgescence est une condition dès plus favorables à l'exhalation, tandis qu'elle est un obstacle à l'absorption.

Arrivons à la compression. Pour faire accueillir avec quelque faveur un nouvel agent curatif, il faut qu'il se présente escorté par des expériences assez nombreuses, et appuyé par des autorités assez imposantes pour qu'elles ne puissent être révoquées en doute. Ces conditions sont, en thérapeutique, le *criterium veritatis*. Aussi, avant toute chose, nous hâtons-nous de faire précéder nos réflexions sur la compression par des faits que nous empruntons à des cliniciens connus.

Les expériences cliniques, qui d'abord ont été faites sur la compression, dans le cas d'ascite, sont de Monro, qui vivait en Angleterre vers le milieu du siècle dernier. Nous les passerons sous silence, car elles semblent avoir été seulement faites dans la lypothimie, que Mead, son compatriote, avait avant lui constamment observée à la suite de la ponction abdominale. Si, depuis Monro, on s'est occupé de ce sujet en Angleterre, nous avouons du moins qu'il n'est aucun traducteur qui nous ait initié à leurs travaux.

C'est en France qu'il faut revenir, et voir M. Récamier mieux présumer de la compression, en la croyant propre à déterminer une cure radicale de l'ascite; mais nous regrettons de n'avoir, sur ce sujet, aucune observation de cet auteur, si bien fait pour populariser les agents thérapeutiques dont il s'est occupé.

Voici les succès que M. Husson a obtenus à sa clinique de l'Hôtel-Dieu, dès l'année 1815. «Nathan (Marianne), âgée de vingt-un ans, entra, le 23 janvier, à l'Hôtel-Dieu de Paris. M. Husson lui trouva un embonpoint un peu diminué, la figure avait perdu de son coloris accoutumé, l'abdomen y était très-distendu, la fluctuation y était évidente. Un examen attentif ne donna pas lieu de penser qu'il y eût aucune dégénérescence, aucun engorgement dans les viscères abdominaux. On lui administra la scille et des purgatifs énergiques; la diurèse s'accrut, et la maladie céda, pour recommencer bientôt. Elle reparut avec une recrudescence si épouvantable, que la paracentèse fut de toute nécessité. On la pratiqua, puis on administra le jalap et le nitre à dose purgative; tout cela n'amena qu'un mieux de courte durée. On conçut alors la pensée d'employer la compression, et tout aussitôt les urines coulèrent en éprouvant un changement favorable dans leur couleur et leur densité. Le ventre diminua de volume, et au bout d'un mois toute espèce de fluctuation avait disparu. La malade put bientôt sortir après avoir recouvré sa couleur, sa fraîcheur habituelles ». C'est à M. Bricheteau, l'ancien interne de M. Husson, que nous devons cette observation intéressante.

Plus tard, M. Godelle, de Soissons, dans la *Nouvelle bibliothèque médicale* de 1824, confirmait ces premiers succès obtenus par l'emploi de la compression.

« Le 5 juillet, un jeune cordonnier de dix-huit ans entra à l'Hôtel-Dieu de Soissons, dans les salles de ce médecin. Le pouls était petit, les urines étaient à la fois rouges et rares ; on reconnut sans peine un épanchement abdominal, qui augmenta en dépit des fomentations huileuses sur le ventre. De la toux survint, la suffusion séreuse s'accrut au point de gêner la respiration et de rendre la suffocation imminente. M. Godelle employa la compression : la dyspnée, sous l'influence de cet agent mécanique, disparut un peu, et, chose assez surprenante, cinq jours suffirent pour ramener le ventre à son état naturel. »

Voici encore un fait curieux que ce même M. Godelle imprimait dans la *Revue médicale* de 1831. «Un garçon boulanger fut atteint d'une ascite, à la suite de boissons froides prises en trop grande quantité, pendant que son corps était en sueur. Entré à l'Hôtel-Dieu de Soissons, on employa la scille, la digitale, les frictions mercurielles, etc., mais toujours sans succès. La compression fut employée : les urines se mirent à couler abondamment, et le volume du ventre diminua avec une telle rapidité, qu'au bout de huit jours on ne sentait plus de fluctuation, et qu'il put bientôt sortir dans un état de santé parfaite.»

Ce n'est point seulement en France qu'on enregistrait les avantages thérapeutiques de la compression dans l'ascite. On trouve, dans les *Annales médicales de Milan*, l'observation suivante : «Une femme entra, en 1826, à l'Institut clinique de Parme, avec une ascite de plusieurs

mois, et qui paraissait consécutive à une péritonite. On reconnut alors
de la fièvre et du dérangement dans les voies digestives. On employa,
sans amélioration notable, les purgatifs, des préparations mercurielles
et scillitiques. Le docteur Speranza, aux soins duquel cette malade
était confiée, eut recours à la compression permanente du ventre, à
l'aide du bandage de Monro : les urines se prirent à couler au point
d'arriver à 15 livres par jour. Bientôt elle sortit dans un état de santé
des plus satisfaisants. »

Dans ce même pays, Fenoglio a fait, sur ce même sujet, des expériences qui se rapprochent beaucoup de celles que nous venons de
citer : elles établissent d'une façon tout aussi péremptoire les heureux
effets de la compression du ventre dans l'hydropisie péritonéale ; mais
c'est en France surtout que cet agent mécanique prit de l'essor.

M. Bricheteau est peut-être celui qui a le plus éveillé l'attention des
auteurs sur ce sujet. Voici deux observations qui devront, il nous semble, n'être pas sans intérêt dans l'appréciation de la compression.

« Clapier, âgé d'environ soixante ans, rue Saint-Victor, n° 49, entra au
quatrième dispensaire avec un teint blafard ; sa constitution semblait
celle d'un individu disposé à l'infiltration : il avait des digestions mau-
vaises, et parfois des vomissements. On appliqua des sangsues sur la
région de l'estomac : état d'abord meilleur, puis bientôt fluctuation du
ventre très-manifeste. Cette suffusion séreuse fut d'abord traitée par
les sangsues et les diurétiques ; mais sans succès. La compression fut
mise en usage ; comme dans les cas précédents, et le malade guérit
parfaitement, sans qu'il y ait eu depuis récidive. »

Madame de***, âgée de quarante ans, femme d'un employé de l'A-
cadémie royale de médecine, était ascitique depuis quatre ans. Elle
avait vu son ventre accroître successivement de volume, la menstrua-
tion se faisait bien ; sa figure était celle d'une personne en santé parfaite. Tant que son ventre ne fut pas trop volumineux, elle ne songea
à employer aucun remède ; mais étant devenu trop volumineux, et comme
elle ne pouvait marcher ni mettre son corset, elle alla réclamer les soins
de M. le docteur Bricheteau, qui traita cette affection très-énergiquement

par les purgatifs et les saignées, mais sans succès. Il pratiqua la paracentèse pour soustraire cette malheureuse à une suffocation qui la menaçait. Il s'écoula deux pintes d'une sérosité claire et limpide; le ventre ne présentait aucun engorgement, aucune complication. On songea dès lors à associer à la paracentèse la compression permanente du ventre.

« On appliqua un bandage lacé qui, au bout de quelques mois, sans qu'aucun autre moyen lui eût été associé, amena une cure radicale; on en continua cependant encore l'emploi, mais à titre de préservatif. »

Ces faits ne sont point assurément les seuls que possèdent le médecin de l'hôpital Necker; nous sommes autorisé à affirmer, de sa part, que, depuis 1834, époque à laquelle il fit paraître un petit mémoire sur la compression, il a obtenu par cet agent mécanique les plus heureux succès. Dans une lettre qu'il avait eu l'obligeance de nous écrire, il nous disait que cet agent mécanique méritait, selon lui, d'être classé au nombre des moyens les plus faits pour satisfaire l'esprit positif du médecin éclairé.

M. Claret, de Vannes, reçut dans ses salles, en novembre 1825, une femme âgée de trente-cinq ans. Elle fut traitée d'abord d'une affection de fièvre intermittente, puis d'une affection vermineuse. Lorsque le ventre prit tout à coup du volume, les jambes se tuméfièrent. On observa aussitôt une diminution sensible dans les urines. M. Claret mit en usage tout le répertoire des médicaments que la pharmacie fournit au thérapeutiste. On pratiqua la ponction; mais, une première fois, la suffusion séreuse reparut; on la fit une seconde fois, mais en laissant une compression méthodique. L'épanchement ne reparut plus, et la malade guérit parfaitement (*Arch.*, 280, p. 80).

M. Nonat, agrégé à la Faculté de médecine de Paris, a bien voulu nous communiquer une observation qui est assurément loin d'être dépourvue d'intérêt. Chez une vieille femme ascétique, qu'il traitait, depuis des mois, par tous les remèdes possibles, depuis la digitale jusqu'aux frictions mercurielles et scillitiques, tout avait échoué, et cette malheureuse lui semblait vouée à une mort certaine, et peut-être même prochaine, lorsqu'il lui vint à l'esprit d'employer la compression permanente du ventre. Cette femme, qui naguère était sous l'imminence d'une fin prochaine, vit son ventre diminuer insensiblement de volume, au point qu'au bout de quelques semaines elle put sortir dans un état voisin de la santé.

Jusqu'ici, de tous les cas que nous venons de citer, nous n'avons point encore vu d'ascite dépendante d'une maladie du cœur guérie par la compression. En voici un exemple que nous sommes heureux de pouvoir reproduire ; nous l'extrayons de la *Lancette française* de 1835.

« Marie Génoise, âgée de soixante-douze ans, atteinte d'une affection asthmatique depuis quinze ans ; dès que le plus petit rhume vient se joindre à cet état, elle est obligée de se coucher à la suite de ces accès de suffocation. M. Ducros, de Marseille, fut appelé : il fit une saignée qui amena un peu de soulagement ; mais, au bout de quelques jours, il survint un œdème des cuisses ; le ventre se tendit, on y reconnut de la fluctuation. Des pilules hydragogues, des diurétiques, furent administrés, mais sans aucun succès ; ces accidents même s'accrurent d'une manière effrayante. M. Ducros, dans cette extrémité, appliqua le bandage de Theden sur la cuisse, et la ceinture de Dupuytren sur le ventre. Les urines, qui jusqu'ici s'étaient supprimées, se mirent à couler, au point que cette femme remplit deux fois en vingt-quatre heures son vase de nuit. De claires qu'elles étaient d'abord, ces urines prirent une teinte plus foncée. M. Ducros renouvela tous les deux jours l'application de ce bandage, et sous l'influence de ce traitement, l'hydropisie péritonéale avait complétement disparu au bout d'un mois et demi. »

M. Velpeau, qui s'était déclaré partisan de la compression dans les maladies de la peau, à l'exemple de Bretonneau, son premier maître, dans l'œdème des membres, comme Theden l'avait déjà mise en usage, ne pouvait rester étranger à l'emploi de cet agent mécanique dans le traitement de l'ascite. Voici ce qu'on lit à ce sujet dans le savant ouvrage de médecine opératoire de ce professeur. La compression, après la ponction n'est pas seulement un moyen utile pour soutenir les parois de l'abdomen, mais il peut encore être d'une importance très-grande pour obtenir une cure radicale. Appelé par M. le docteur Rousseau, médecin aux Batignolles, je fis la ponction chez un enfant âgé de cinq ans et affecté d'ascite depuis huit mois. Nous lui retirâmes six livres d'eau limpide de l'abdomen. Nulle altération ne put être reconnue à travers les parois de l'abdomen. Une compression douce et modérée fut aussitôt appliquée. La maladie a complétement disparu sans qu'il y ait eu depuis récidive. Le petit malade avait recouvré sa santé comme avant l'épanchement.

D'après cet extrait, on voit que M. le professeur Velpeau n'a jamais employé la compression qu'à la manière de Monro, c'est-à-dire, après la paracenthèse. Nous regrettons bien vivement que ses expériences s'en soient tenues là, car personne n'était fait, plus que lui, pour vider l'importante question qui nous occupe.

Si des noms justement célèbres peuvent ajouter à l'autorité des faits cliniques que nous venons de passer en revue, disons que MM. les professeurs Marjolin et Bouilland regardent la compression dans l'ascite comme une heureuse découverte. Nous en dirons autant de M. Ollivier (d'Angers) et de M. Dalmas. Voici, à cet égard, comment s'exprime ce dernier auteur : Dans les cas où il n'y aura pas de lésion de poitrine, nous croyons qu'une compression modérée, à l'aide d'un bandage ordinaire, ou mieux, du bandage lacé, pourra déterminer l'écoulement des urines, et, par suite, l'affaissement du ventre.

Dans toutes ces observations, nous n'avons trouvé aucun cas d'ascite qui nous semblât tenir à une altération du sang; bien plus, tous ces malades qui ont trouvé dans la compression permanente du ventre un salut inespéré étaient forts, vigoureux: rappelons-nous, en effet, ce boulanger aux formes athlétiques de M. Godelle, cette femme de M. Bricheteau, qui avait un teint si vermeil, une santé si florissante, qu'elle ne songea à recourir à la médecine que lorsqu'elle fut dans l'impossibilité de marcher et de mettre son corset. Si quelques-uns étaient valétudinaires et affaiblis, c'était sous l'influence d'un commencement d'ascite, plutôt qu'ils n'étaient l'expression d'une lésion préexistante dans le système veineux et artériel. Ainsi, les faits sont donc d'accord avec l'opinion que nous avons émise plus haut, que la compression, quelque bien faite qu'elle puisse être, ne guérira jamais radicalement une ascite dépendante d'une altération dans les principes constituants du sang. La raison de ces limites imposées à cet agent est simple et facile à trouver; nous ne reviendrons pas à ce que nous avons dit plus haut à ce sujet.

Maintenant il serait curieux de savoir si ces hydropisies péritonéales appartenaient à des lésions du foie, ou aux causes que nous avons déterminées dans notre second groupe d'ascite. Cette statistique, si elle eût existé, nous eût naturellement conduit à déterminer dans quel cas d'ascite, envisagée dans son point de vue étiologique, on avait le plus à compter sur la compression comme moyen thérapeutique. Mais malheureusement ce point important dans l'histoire de l'hydropisie offrira pour longtemps des difficultés insurmoutables. Croyons-en plutôt M. le professeur Andral. Après avoir énuméré les lésions anatomiques qui dans le foie déterminent l'ascite, il continue: Quoi qu'il en soit, le diagnostic présente de grandes difficultés; on ne peut reconnaître de tumeur dans le ventre, car le volume de l'organe (du foie) est moindre que dans l'état ordinaire; très-rarement y a-t-il de la douleur; rarement aussi observe-t-on des traces d'ictère. Il n'y a véritablement que l'absence des caractères qui appartiennent aux variétés qui pourraient conduire à quelque certitude. Ce serait par voie d'élimination qu'on pourrait arriver à distinguer l'origine du mal. Ainsi on voit donc qu'il eût été bien difficile d'établir la statistique dont nous parlons; cependant elle ne serait pas impossible.

Nous croyons que toutes les fois qu'il y aura un obstacle au cours du sang veineux abdominal, les veines collatérales des parois de l'abdomen se dilateront davantage; cependant, ainsi que l'observe M. Regnaud, il faudra bien prendre garde de s'en laisser imposer; car les parois de l'abdomen, en se distendant sous l'influence de l'épanchement, font que les veines se dessinent davantage, sans être pour cela plus distendues.

Nous avons vu que, sous l'influence de la compression, les urines coulaient plus abondamment, et de claires qu'elles étaient, elles perdaient leur limpidité pour prendre une couleur plus citrine, une couleur plus foncée. A quoi tient cette diurèse? C'est ce que nous ne chercherons pas à expliquer. Mais si on eût analysé les urines avant la compression, puis pendant l'écoulement des urines, ainsi qu'après la guérison, par ce travail, on fût peut-être arrivé à quelque résultat intéressant; on eût pu formuler quelques règles sur l'emploi de la compression. Du reste, nous nous proposons de nous occuper de ce point intéressant dès que l'occasion s'en présentera. Nous nous serions déjà livré à ce travail si le jour où ce sujet nous a été imposé avait été moins près de celui où il devait être présenté. Nous aurions été encouragé dans ce travail par la direction que M. Bricheteau nous eût donné avec cette bienveillance que nous ne sommes pas à connaître.

Après avoir consigné dans cette thèse les faits que nous avons pu découvrir sur l'emploi de la compression dans l'ascite, nous pourrions peut-être dire, avec le sage Montaigne : Nous avons raconté ; nous ne jugerons pas en d'autres termes, les faits ont parlé, nous leur devons soumission ; et ce principe, dans une science toute d'expériences, aurait-il pu paraître déplacé? Cependant, expliquer les faits que l'observateur met sous nos yeux, leur trouver un mécanisme dans leur action, n'est-ce pas mille fois préférable à cet empirisme qui admet sans examen préalable, qui croit aux agents curatifs, sans jamais oser soulever le voile qui couvre leur mode d'action. Voyons donc quel est le mécanisme attribué à la compression dans l'hydropisie péritonéale, par les auteurs qui se sont occupés de ce sujet.

D'abord, M. Godelle, de Soissons, attribue les avantages de la compression, dans l'hydropisie péritonéale, à l'absorption veineuse abdominable, qu'il dit être rendue plus active par le ralentissement de la circulation de l'aorte ventrale, le refoulement du sang veineux abdominal, et son retour précipité dans la veine cave. Nous sommes faché de n'être pas ici d'accord avec M. Bricheteau, qui prétend que ce mécanisme, attribué à la compression par le médecin de Soissons, est contredit par les saignées qui rendent l'absorption plus facile : mais le sang veineux abdominal qui se précipite dans la veine cave n'agit-il pas à la manière des saignées ? Ce mécanisme ne peut être accepté, cependant ; car si le sang qui traverse l'aorte trouve un obstacle à la circulation, il gorgera le cœur gauche, lequel, réagissant, ainsi que nou l'avons expliqué ailleurs, par une action rétrograde et successive empêchera le dégorgement de la veine cave dans le cœur droit, d'où cause de l'ascite, au lieu de trouver dans la compression un agent curatif.

Voici, à son tour, comment s'exprime le clinicien de l'hôpital Necker : Il y a deux choses à considérer dans les cas d'hydropisie traitée par la compression : la suppression d'une vicieuse exhalation de sérosité, et l'absorption ou la rétrocession de cette sérosité. Ces deux phénomènes ont lieu sous l'influence de causes mécaniques, et leur accomplissement n'a, pour ainsi dire, rien de vital dans le sens qu'on donne communément à cette expression. La pression exercée par le bandage se communique au bandage, le liquide, à son tour, pressé sur la surface exhalante, empêche mécaniquement l'afflux d'une nouvelle quantité de sérosité, par conséquent, l'épanchement, au lieu d'augmenter avec la distension des parois abdominales, qui se trouvent annulées par la compression, est contraint de demeurer stationnaire. De cette manière, la marche de l'exhalation se trouve enrayée par ce principe de physique qu'il est impossible qu'un nouveau liquide entre dans une cavité entièrement remplie, d'où rétropulsion de sérosité, qui se communique de proche en proche dans les vaisseaux pleins.

Si nous avons bien compris M. Bricheteau, la chose se passerait, pour plus de clarté, comme dans la comparaison suivante, que nous choisissons : une vessie remplie d'eau, et percée d'un nombre infini de petits trous, est placée dans un vase rempli du même liquide ; supposons une compression permanente et méthodique agissant sur cette vessie, si elle est bien faite, elle réduira la vessie à des dimensions aussi petites que le liquide qu'elle contient le permettra ; ainsi il ne

pourra plus entrer d'eau puisqu'il n'y aura plus de place; d'un autre
côté, cette compression, si elle est assez forte, surmontera la force de
pression du liquide contenant, et le contenu sortant peu à peu, bientôt
la vessie restera vide.

Ce mécanisme est fort ingénieux; comme on le voit, c'est l'exosmose
de M. de Mirbel, moins l'endosmose, condition des plus favorables
pour la cessation des phénomènes ascétiques; mais il nous semble qu'il
ne faut pas trop se hâter de se rendre à l'opinion de M. Bricheteau. Il
faut la traiter avec la réserve des choses qui séduisent; ce mécanisme
mérite examen.

Nous avons reconnu que la turgescence des vaisseaux de l'abdomen
était la cause essentielle de l'ascite, mais n'avons-nous pas divisé ces
causes en celles qui dépendaient des lésions anatomiques, puis en celles
qui agissaient tout simplement en portant le sang de la périphérie vers
les organes intérieurs, en un mot, en gorgeant la veine porte, ou en
distendant la veine cave inférieure. Dans ce dernier groupe de causes
je comprends à merveille que le mécanisme de M. Bricheteau puisse
guérir l'ascite, car l'épanchement est seul et sans complication, la
cause n'a fait que passer, comme dans la fièvre intermittente, comme
dans un refroidissement subit. Mais lorsqu'une lésion existe au foie ou
ailleurs, et s'oppose à la circulation du sang veineux abdominal, le
mécanisme que M. Bricheteau donne à la compression est palliatif de
l'ascite, et non agent curatif, car il enlève seulement l'effet, et laisse
persister la cause: or, à cette condition point de guérison radicale.

C'était à M. Bouillaud qu'était réservé l'honneur de trouver à la
compression un mécanisme qui suppléât à l'arrêt que le sang éprouvait
dans les lésions du foie; car, n'est-ce pas lui qui, le premier, nous a
initié au mécanisme pathologique qui préside à la formation de l'ascite
dans les lésions de cet organe? Voici, du reste, comment il s'explique
à ce sujet : Tant que les lésions qui concourent à former l'ascite per-
sisteront, l'ascite persistera, comme un effet persiste avec sa cause, à
moins qu'il ne se développe un système veineux collatéral capable de
suppléer à celui qui n'est plus habile à remplir ses fonctions. Cet ap-

pareil supplémentaire n'est peut-être pas aussi rare qu'on pourrait le croire, à en juger par le silence qu'on avait gardé jusqu'à M. Reynaud. Après ce préambule, le savant professeur que nous avons cité croit-il devoir proposer la compression méthodique du ventre, ainsi que le pratique M. Récamier pour favoriser les efforts de la nature.

M. le docteur Reynaud avait déjà éveillé l'attention sur le développement de ce système veineux collatéral ; et c'est, selon toute probabilité, lui qui donna à M. Bouillaud l'idée du mécanisme qu'il attribue à la compression dans l'ascite : mais observons, toutefois, que le développement de ce système veineux supplémentaire qui résulte de l'ampliation des veines sous-tégumentaires de la paroi du ventre peut s'établir, sans que pour cela le malade guérisse. M. le docteur Reynaud cite deux cas de cette nature.

Mais ce mécanisme de M. Bouillaud donne-t-il la solution de tous les problèmes que la compression présente? nous explique-t-il, par exemple, comment cet agent mécanique a dû agir pour amener la guérison d'ascite consécutive à une affection du cœur? Nous ne le pensons pas ; car, que le sang arrive par la veine porte, ou bien par les veines collatérales, on n'évitera pas l'obstacle qui se trouve au cœur. Aussi, dans ce cas, s'il nous fallait trouver une explication, nous dirions que la compression a agi à la manière dont elle détermine la cure des varices, c'est-à-dire en rendant aux parois veineuses leur élascité, en leur donnant un point d'appui de plus, peut-être même en écartant le liquide épanché et mettant la veine porte en rapport avec les organes intérieurs, avec les intestins, dont les mouvements péristaltiques ne sont pas étrangers à la circulation veineuse abdominale. Dans ces conditions nouvelles, le cours du sang étant devenu plus rapide aurait pu surmonter, faire disparaître peut-être les obstacles qui s'opposaient à son passage dans le cœur, et déterminer, par suite, la cure de l'hydropisie péritonéale. On pourrait aussi admettre que, dans le cas de M. Ducros, de Marseille, l'anasarque et l'ascite dépendaient d'un obstacle dans la veine cave, de la lymphe coagulée sous l'influence d'un travail inflammatoire ; la cure aurait été due à la résorption de cette lymphe, ou bien à sa répulsion.

Si l'on était tenté de considérer toutes ces explications comme des utopies médicales ; les faits n'en resteraient pas moins avec toute leur force, et la compression serait toujours un agent que les médecins ne devraient point se décider à rejeter du sein de la thérapeutique sans un mûr examen.

Mais on fait à la compression de graves objections : 1° un agent mécanique ne peut être à la fois cause déterminante et agent curatif d'une même maladie ; 2° la compression augmente la dyspnée, et accroît les accidents déjà trop grands de l'ascite. Répondons, s'il est possible, à ces deux chefs d'accusation, qui ne nous semblent point aussi graves qu'on pourrait le croire au premier abord.

1° On dit que la compression a déterminé quelquefois tous les accidents ascitiques ; donc un même agent ne peut à la fois produire et guérir la même maladie. A ce syllogisme nous répondons : oui, vous avez raison, si cet agent mécanique n'a qu'une seule manière d'agir ; mais, non, mille fois non, si vous lui reconnaissez des propriétés contraires. Je m'explique : une ligature est placée sur la jambe, au creux du jarret, par exemple, un obstacle existera au cours du sang veineux, et pour peu qu'il persiste, bientôt tout le membre pelvien sera couvert de varices plus ou moins volumineuses. Maintenant, au lieu de cette simple ligature, couvrez-en toute la jambe, faites qu'une même compression soit dans toute l'étendue du membre abdominal, et vous verrez, comme par enchantement, disparaître les varices que vous aurez développées.

N'est-ce donc pas là un même agent, cause déterminante et moyen curatif d'une même maladie ? Il peut en être tout à fait de même rapport à l'ascite. Un corset, ou autre obstacle, placé comme il arrive le plus souvent à la base de la poitrine, pourra, nous le concevons, déterminer l'ascite ; mais si vous l'étendez à tout le ventre, cette compression guérira, comme les faits que nous avons cités l'ont prouvé, et par le mécanisme que nous avons cherché à établir dans le cours de ce travail.

2° Nous emploierions, dit-on encore, la compression, ne fût-ce qu'à titre d'expérimentation ; mais cet agent mécanique ajoute à la gêne de la respiration ; il concourt à l'imminence de la suffocation, si ordinaire dans cette maladie.

Ici encore nous répondrons : oui, nous l'avouons, si la compression n'est pas méthodiquement appliquée; et non, si vous avez ce tact, ce génie du chirurgien bandagiste, qui fera qu'à chaque malade vous appliquerez le bandage qui ne convient qu'à lui seul ; si vous savez vous plier aux circonstances, suppléer à tout, non-seulement vous n'augmenterez pas la suffocation qui menace votre patient, mais encore vous le soulagerez, il pourra respirer plus librement, comme le prouvent les faits suivants :

Chez le malade de l'Hôtel-Dieu de Soissons, chez un jeune cordonnier de dix-huit ans, confié aux soins de M. Godelle, la dyspnée était des plus grandes, la respiration ne se faisait que rapidement, par saccades. Le médecin n'osa recourir, dans ces circonstances, à la compression : il balança longtemps, mais enfin, la maladie empirant toujours, il fallut bien se décider bon gré mal gré. Quel ne fut pas l'étonnement de M. Godelle, lorsqu'il vit presque aussitôt la respiration devenir plus facile, et les accidents dyspnéiques disparaître ! L'un des malades de M. Bricheteau a présenté à peu près les mêmes phénomènes. Se rappelle-t-on la malade de M. Ducros, de cette vieille asthmatique, qui ne pouvait avoir le plus petit rhume sans être condamnée à garder le lit, et qui se trouva si bien de la compression du ventre ?

Qu'on nous permette de citer un fait qui jettera peut-être un peu de jour sur la question qui nous occupe. Lorsque M. Bretonneau parla, en 1815, de la compression dans le traitement du panaris, on dit : Ne comprimez pas, car vous augmenteriez la douleur et les accidents, puisque c'est la compression de l'aponévrose palmaire qui fait que le panaris est une maladie si grave. M. Bretonneau répondit qu'il admettait que l'aponévrose eût ces effets fâcheux, mais précisément parce qu'il comprime mal, d'une manière qui n'a rien de méthodique; si vous prenez une bande, et que vous exerciez une compression qui soit plus selon les règles de l'art, vous observez que la douleur disparaît presque comme par enchantement. Pourquoi donc la compression permanente du ventre, faite avec méthode, n'aurait-elle pas sur la respiration des effets analogues ?

Si l'application du bandage est à la fois quelque chose de si important et de si difficile, quelles sont donc, pour son emploi, les règles à suivre ?

C'est M. le professeur Velpeau qui se charge de répondre à cette question aussi succinctement que possible: La manière, dit cet auteur, d'effectuer la compression dans ce cas, c'est-à-dire dans l'ascite, doit être abandonnée au génie de l'opérateur: qu'on la fasse avec une bande de flanelle comme le veut Cooper, ou bien, d'après Monro, avec une sorte de losange terminé en scapulaire supérieurement, et par des sous-cuisses inférieurement, de manière à pouvoir être facilement serré en travers, soit tout simplement avec un bandage de corps et des compresses, ou des serviettes diversement repliées sur l'hypogastre et les flancs, pourvu qu'elle soit exacte et régulière, peu importe le reste.

MM. Godelle, Husson, Bricheteau, emploient un corset de femme qu'on peut resserrer ou lâcher à volonté. Un moyen qui serait, selon nous, fort utile serait, un compresseur élastique, mais dont l'élasticité ne serait pas trop dure: il aurait l'avantage de se prêter à tous les mouvements du corps, et d'exercer toujours sur le ventre une pression égale; conditions des plus importantes comme nous l'avons déjà vu.

Est-il des contre-indications de la compression permanente du ventre? Nous croyons que les hernies trop volumineuses devront être considérées comme telles, les anévrysmes, soit au cœur, soit sur le trajet de l'aorte. Dans ce cas, il serait difficile de dire quelle est la maladie la plus grave; et comme la disparition de l'épanchement n'en tiendrait pas moins le malade sous l'imminence d'une mort prochaine, nous conseillerons de s'en tenir, dans ce cas, aux médicaments pharmaceutiques, lesquels pourront guérir, ou du moins pallier la maladie, sans aggraver l'anévrysme.

Pour complément de ce travail, il nous resterait à traiter une bien belle question, question neuve, et d'un intérêt médical que nous ne pouvons nous dissimuler : Quels sont les cas dans lesquels la compression du ventre sera l'indication première ? quand devra-t-on la préférer à la saignée, aux purgatifs, aux drastiques ?

Si l'on voulait pénétrer cette question pour lui donner une solution qui pût satisfaire l'esprit de tout médecin positif, je crois qu'on ne tarderait pas à avouer que, dans l'état où en est la science, les difficultés sont insurmontables. Nous n'avons encore sur ce point aucune règle, aucune loi de tracée. MM. Husson, Speranza, Ducros, Bricheteau, ne sont arrivés à l'emploi de la compression qu'après avoir traité l'ascite par tous les autres moyens ; ils procédaient, si l'on peut ainsi dire, par voie d'élimination. Nous pensons que chaque fois que la compression sera applicable, on devra s'y soumettre en y associant la digitale, les purgatifs, les drastiques, etc., etc. L'action de ces moyens mécaniques et pharmaceutiques n'est point inconciliable ; ils peuvent agir respectivement dans les limites qui leur sont assignées, sans pour cela se nuire le moins du monde.

La compression est un moyen que l'on peut utiliser dans l'hydropisie péritonéale ; heureux mille fois, si les faits que nous avons compulsés, et les réflexions auxquelles nous nous sommes livré, ont pu faire partager notre conviction. Si nous étions malheureusement condamné à être déçus dans cette espérance, nous dirions, avec Ovide, comme en commençant :

> Ut desint vires, tamen est laudanda voluntas,
> Hac ego contentos auguror esse *Deos*.
>
> (Ovide.)

II.

Dans quel endroit, et de quelle manière doit être faite la ligature
dans un cas de plaie d'artère?

La ligature est une opération qui consiste dans l'application d'un
lien plus ou moins serré autour d'une partie quelconque du corps;
celle dont nous avons à nous occuper doit être limitée aux artères.

Avant d'aborder ce travail, cherchons bien à reconnaître le terrain
sur lequel nous sommes placé par l'énoncé de la question, et pour
atteindre plus sûrement ce but, voyons ce que l'on doit entendre par
plaies d'artères.

Ces plaies peuvent être pénétrantes ou non pénétrantes. Ces deux
divisions sont importantes dans l'emploi de la ligature.

Si l'instrument vulnérant n'a atteint que les deux tuniques les plus
extérieures, la maladie n'a rien de bien grave : tout se passe, d'ordinaire, d'une manière assez simple; rarement aussi a-t-on recours au
moyen hémostatique qui va faire le sujet de ce paragraphe. Mais si la
tunique moyenne avait été divisée, il ne faudrait pas trop s'abandon-
ner à cette sécurité qui pourrait devenir des plus graves; et pour
preuve de cette assertion, au lieu de nous étendre longuement, nous
nous contenterons de citer un fait que nous empruntons à l'ouvrage de
M. Guthrie. « Un malheureux s'était présenté avec une large blessure au
cou, on fit la ligature de la jugulaire; mais la carotide, dont les deux
membranes externes avaient été coupées, fut abandonnée à elle-même.
Le huitième jour de l'accident, il y eut rupture de l'artère: une hémorrhagie survint, et le malade mourut.

Les plaies pénétrantes qui intéressent toute l'artère sont tantôt de
simples piqûres, tantôt de véritables coupures à direction oblique, lon-
gitudinale ou transversale, qui peuvent être suivies d'anévrysmes faux
primitif ou consécutif, d'anévrysme variqueux, ou d'hémorrhagie extérieure.

Dans ces cas, qui tous sont graves, la ligature de l'artère est souvent la seule indication à remplir. On nous demande d'abord où sera placée cette ligature ? quel sera son lieu d'élection ?

La réponse à cette question, nous devons la puiser tout entière, il nous semble, soit dans les faits cliniques, soit dans les expériences si savantes de Jones, de Béclard, de Travers, et de nos jours, de M. Manec, qui les a répétées avec un bonheur qui ne le cède en rien à ses prédécesseurs.

Si l'artère était le siége d'une inflammation violente, on a remarqué que toujours l'oblitération n'était que momentanée; et dès que la ligature tombait, le caillot, qui n'avait aucune adhérence, était chassé au dehors, surtout si l'extrémité du vaisseau était plongée dans un liquide incapable de soutenir ses parois contre l'impulsion du sang.

Ce fait ne contient-il pas une indication pratique de la plus haute importance ? Dans des conditions de cette nature, la ligature devra donc toujours être placée au-dessus du point enflammé, dans le point où les parois de l'artère seront dans un état parfait d'intégrité.

On a remarqué, dans les expériences sur les animaux, que chaque fois que la ligature était placée près de l'origine d'une artère trop volumineuse, la formation du caillot était, si non impossible, du moins très-imparfaite, à moins que de la lymphe plastique ne vînt s'épancher dans le petit cul-de-sac étendu entre le vaisseau collatéral et la ligature, tandis que, d'un autre côté, cette même lymphe entourait la circonférence extérieure de l'artère. Ces expériences doivent-elles donc encore être perdues pour le chirurgien qui veut à sa ligature un lieu d'élection ? M. Velpeau ne veut pas que dans ce cas l'hémorrhagie se reproduise, parce que, ainsi que Jones l'a longtemps répété, le caillot ne peut se former, mais bien plutôt, parce que le sang, trouvant une voie large et libre immédiatement au-dessus du lien, ne permet pas aux parois de l'artère de se rapprocher, de contracter des adhérences entre elles.

Excepté les cas que nous venons de spécifier, on placera la ligature aussi bas que possible, attendu qu'ayant la certitude de trouver l'artère aussi saine que partout ailleurs, on a de plus l'avantage de conserver intactes des collatérales plus ou moins volumineuses, plus ou moins importantes. Toutefois, dit encore ici M. Velpeau, si l'opération parais- sait beaucoup plus difficile près de la lésion d'artère, à moins qu'il y eût une branche supplémentaire volumineuse à sacrifier, on irait en- core chercher le vaisseau dans la région où il est plus facile et moins dangereux de le découvrir.

Maintenant que nous savons où la ligature devra être appliquée. nous devons nous demander par quel procédé on fera cette opération. l'une des plus fréquentes de la chirurgie, mais aussi celle dont on a le plus varié les méthodes, dans l'espérance d'apporter toujours de nouveaux perfectionnements à ceux déjà connus.

Inutile de parler des liens dont on doit faire usage, inutile de ré- péter ce que tout le monde sait, que ces liens doivent être solides, cirés à leur surface, pour être plus facilement maniés, et résister à l'humidité relâchante des parties; inutile surtout de revenir sur ces points si controversés et si peu importants, qui consistaient à savoir de combien de fils ces liens devaient être formés, de savoir si les fils plats étaient plus doux, plus avantageux dans la ligature des artères que les fils ronds; si ceux composés de peau, de boyaux de chat, si ceux faits avec de la soie, du fil métallique, étaient préférables.

Ne serait-ce pas aussi chose oiseuse, dans une thèse dont les limites sont si resserrées, de prétendre décrire tous les procédés que la chirurgie a vus se succéder dans presque toutes les parties du globe, et surtout en France ? Nous nous arrêterons tout simplement au manuel opératoire le plus suivi, sans chercher à faire de l'érudition, ou plutôt du plagiat.

Dans cette partie de notre travail, nous suivrons la division de M. Auguste Bérard: ligature à la surface d'un moignon ou d'une plaie, ligature dans la continuité des parties.

1° *Ligature à la surface d'un moignon ou d'une plaie.* — Cette opération se compose de plusieurs temps: Saisir l'artère avec le ténaculum simple, ou double des Anglais ; on incline cet instrument sur la plaie, pour laisser à l'aide tout le jeu nécessaire pour l'application de sa ligature. Ce premier temps fait, la ligature est appliquée ; si l'artère est volumineuse, il faut, autant que possible, embrasser sa gaîne celluleuse, car, appliquée à nu sur la tunique fibreuse, la section du vaisseau pourrait avoir lieu avant qu'il fût oblitéré. Cette ligature doit être placée perpendiculairement au vaisseau, à quelque distance du point où il est saisi par la pince. Le troisième temps se compose de deux nœuds simples, successifs et parallèles, par lesquels on assujettit la ligature. On doit serrer assez fort pour que le vaisseau forme un bourrelet saillant au-dessus et au-dessous de la ligature.

Pour reconnaître ces petits vaisseaux, il faut absterger, et faire cesser la compression : bientôt on voit sourdre le sang, qui quelquefois part en jet, et vous conduit à l'artère que vous avez à lier. Il peut arriver que l'artère soit rétractée ; pour arriver jusqu'à elle, il faut alors faire une incision dans le sens de sa direction.

2° *Ligature dans la continuité des parties.* — Nous n'entrerons point dans les détails de l'appareil ; on sait trop bien quels sont les objets dont il doit se composer, pour qu'il puisse y avoir quelque intérêt à y insister. Le malade, avant toute chose, doit être couché horizontalement, les membres demi-fléchis ; puis viennent les indications suivantes :

1° On s'assure de la position de l'artère, par la connaissance de ses rapports anatomiques, en faisant contracter les muscles qu'elle côtoie, en se rappelant ses rapports et sa direction connue avec les saillies osseuses et musculaires des parties voisines. Mais des anomalies peuvent se présenter : le meilleur moyen de les reconnaître est d'explorer des pulsations. M. Bérard a conseillé de ne pas comprimer les gros troncs artériels, ce savant professeur ayant observé que, par cette compression, on déterminait la stase du sang veineux, qui venait ruisseler à la surface de la plaie, de manière à marquer les parties sur lesquelles on opère. Il est plus commode de comprimer l'artère dans la plaie elle-même.

2° L'artère reconnue, selon M. Malgaigne, on détermine avec les quatre doigts de la main gauche placée perpendiculairement sur la peau la direction et l'étendue que l'incision doit avoir : les téguments se trouvent, par là même, convenablement tendus.

3° Avec un bistouri convexe, tenu de la main droite, on fait une incision de deux à quatre pouces, suivant la profondeur du vaisseau, et dont la partie moyenne doit correspondre au point où sera placée la ligature ; elle sera parallèle à l'artère. Quand celle-ci est profonde, il vaut mieux que l'incision la croise un peu obliquement; on risquera moins de tomber à côté.

Si l'artère est sous-jacente à la peau, on incisera la peau; on fait une ponction dans l'aponévrose, à côté du vaisseau, pour être moins exposé à le blesser. Si, au contraire, elle était profonde, on provoque la contraction des muscles pour distinguer plus aisément leurs interstices. On les sépare, avec le doigt, la sonde cannelée, ou le manche du bistouri, et on les relève du côté le moins déclive de la plaie, pour diminuer la profondeur de l'autre côté. La section des muscles n'est de rigueur que lorsqu'on ne pourrait pas les écarter. C'est surtout les plaies aponévrotiques profondes qu'on doit diviser avec bien des précautions; il faut redoubler de soin, d'attention, quand on arrive sur le faisceau vasculaire et nerveux, qu'il vaut peut-être mieux déchirer avec l'extrémité de la sonde qu'avec tout autre moyen, évitant surtout de diviser l'artère dans une grande étendue.

4° Arrivé sur l'artère, l'opérateur la reconnaît à sa couleur d'un blanc mat, selon M. Malgaigne, d'une jaune terne, selon M. Bérard jeune, à son aplatissement, alors qu'on comprime entre elle et le cœur, et à ses battements, lorsqu'on cesse cette compression. Pour la séparer des artères et des nerfs qui l'entourent, on passe une sonde cannelée, tenue comme une plume à écrire sous l'artère, tandis qu'avec la pince on saisit un des côtés de la gaîne artérielle, que l'on soulève pour permettre au bec de la sonde de s'engager plus aisément ; on lui fait exécuter de légers mouvements de va-et-vient, de manière à décoller peu à peu l'artère, et à passer sous elle. S'il y avait un nerf collatéral, on commence par introduire la sonde entre l'artère et le nerf; s'il n'y a qu'une veine, ce sera alors entre la veine et l'artère. En effet, la résistance se trouve au point où doit sortir la sonde; et, en négligeant ce principe, on risquerait, de l'avis de tous les auteurs modernes, ou de heurter le nerf, ou de déchirer la veine; mais si la veine est volumineuse, sa lésion étant fort grave, c'est entre elle et l'artère qu'il faut passer la sonde. Si l'artère roulait de façon à fuir devant la sonde que l'on cherche à engager sous elle, il faut la fixer à quatre lignes au-dessus ou au-dessous du point où l'instrument pénètre. Si la sonde avait soulevé des parties intéressantes, on isolerait l'artère avec une autre sonde avant de retirer la première. A moins que ces parties ne fussent des veinules ou des filets nerveux très-petits, il serait inutile de les séparer.

5° L'artère est placée à cheval sur l'artère : on s'assure de ses battements, pour éviter toute méprise; si on n'était pas pleinement convaincu après cette expérience, on pourrait, dit M. Malgaigne, après avoir disposé la ligature, inciser le vaisseau légèrement et lentement : on reconnaitrait à sa texture s'il s'agit d'une artère ou d'un nerf; pour les veines, leur couleur seule empêchera toute erreur.

6° Pour passer la ligature, on conduit sur la sonde un stylet aiguillé muni d'un fil. On retire la sonde en laissant le lien.

7° Il faut que le lien comprime perpendiculairement l'artère : si il était disposé obliquement, il pourrait descendre et ne plus comprimer suffisamment. On assujettit la ligature par deux nœuds simples. M. Bérard jeune conseille de n'avoir jamais recours au nœud dit du chirurgien, qui consiste à passer deux fois de suite les extrémités du fil l'une dans l'autre. Cette espèce de nœud ne peut suffire pour oblitérer l'artère complétement.

8° Enfin, la plaie nettoyée, on coupe l'une des extrémités du fil près du nœud, l'autre est ramenée et fixée à l'extérieur. On réunit ensuite la plaie par première intention, afin d'avoir le moins de suppuration possible. On place le membre de manière que le pus trouve un écoulement facile, et que l'artère soit dans le plus grand relâchement possible, sans que les lèvres de la plaie soient écartées.

Nous ne nous occuperons point de connaître s'il est utile d'avoir recours quelquefois à la ligature médiate, qui consiste à prendre dans l'anse du lien, une certaine quantité de tissus étrangers à l'artère. Cette pratique, qui a été mise en usage par A. Paré et par Dupuytren, doit être abandonnée à la sagacité de l'opérateur, et ne peut être soumise à aucune règle.

Parlerons-nous des ligatures d'attente, de la double ligature, aux sections transversales de l'artère dans l'intervalle de la ligature rendue médiate par l'interposition d'un corps entre le fil et l'artère ? Nous croyons que l'examen de ces questions s'éloignerait de notre sujet ; aussi les passons-nous sous silence.

Dans un sujet avec lequel la pratique ne nous a pas encore familiarisé, nous avons dû nous en rapporter aux auteurs les plus justement célèbres, en cherchant, toutefois, à mettre dans cette analyse autant d'ordre que possible. Nous savons que nous sommes fort incomplet ; mais, pour une question aussi vaste, nous devions être concis : c'était là le point difficile de notre travail.

III.

Quelles sont les matières médicamenteuses que la médecine emprunte à la famille des champignons ? Faire connaître la composition chimique de ces matières, et décrire les préparations pharmaceutiques qu'on leur fait subir.

En considérant le luxe de mots avec lequel cette question est posée, on pourrait croire que la famille des champignons est l'une des plus riches en agents thérapeutiques ; mais, après avoir compulsé le catalogue pharmaceutique, on n'est pas peu surpris de ne trouver que le modeste *agaricus churircorum* employé en médecine ; encore son usage est-il fort restreint, et peut-on le suppléer par d'autres substances. Je n'ignore point que MM. Coste et Villermet aient employé l'agaric délicieux contre la phthisie tuberculeuse ; mais, en dépit des trente observations qui tendent à préconiser cette plante, nous doutons, non pas de la guérison, mais des tubercules, qui, pour gens moins engoués des vertus de ce champignon, n'auraient peut-être vu chez leurs malades qu'une simple bronchite ou dilatation bronchique. L'amanite fausse oronge a reçu de Murray la propriété antisquirrheuse ; mais depuis, le temps a fait justice de cette prétendue vertu. Nous en dirons autant de l'agaric blanc, comme drastique, qui peut être fort avantageusement remplacé.

Si la thérapeutique est si pauvre de champignons, leur analyse doit être pour le médecin d'un intérêt bien secondaire si on en excepte cependant le côté toxique de cette famille, mais qu'il n'est point de notre sujet de traiter ici. Disons, toutefois, aussi rapidement que possible, qu'on trouve dans la famille des champignons, de l'albumine, de la fungine qui est blanche, fade, mollasse, s'enflamme à la bougie, et qui, traitée par l'acide nitrique, donne des matières pareilles, les unes à du suif, les autres à la résine, et enfin une troisième à la cire. On trouve encore dans les champignons de l'osmazôme, de l'adipocire, une matière insoluble dans l'alcool, de l'acétate de potasse. On trouve aussi une matière âcre et très-amère, qui, selon toute probabilité, contient le principe délétère des champignons.

Quant à la préparation que l'on fait subir à l'agaric amadouvier, elle consiste à le priver de son écorce, à le battre avec un maillet, pour le rendre plus souple ; on le fait sécher, et on le bat de nouveau, jusqu'à ce qu'il soit parfaitement doux et moelleux au toucher.

Pour l'agaric blanc, que l'on employait autrefois comme purgatif, on le réduisait en poudre, en le battant dans un mortier de fer avec trois quarts de son poids d'eau, en le faisant sécher et le triturant de nouveau et finissant par le tamiser.

IV.

Déterminer s'il existe des grossesses interstitielles ?

Question neuve, qui semble avoir presque complétement échappé aux auteurs des temps passés. Mauriceau trouve bien, selon l'explication des auteurs de notre époque, une grossesse interstitielle, mais, pour lui, c'est une hernie de matrice. Les faits de cette nature n'avaient pas manqué aux anciens, mais leur explication était réservée au siècle où nous vivons.

C'est en Allemagne qu'on s'occupa d'abord de cette grossesse, dont le siége est le plus ordinairement dans l'épaisseur des parois charnues de la matrice; quelquefois elle se passe, dit M. Velpeau, entre le péritoine ou la tunique muqueuse et le tissu propre de l'utérus. Mais ces cas sont rares, et nous ne les mentionnons que pour mémoire.

En France, une fois l'attention éveillée, on ne tarda pas à donner à cette découverte une impulsion qu'elle n'avait point encore reçue. M. Breschet en réunit un assez grand nombre d'exemples, dont quelques-uns n'étaient donnés qu'avec restriction; M. Geoffroy Saint-Hilaire en fit aussi le sujet d'un mémoire des plus intéressants; enfin M. Velpeau, dans son ouvrage d'accouchements, en 1834, en comptait déjà vingt-six cas; nous ne chercherons point à les énumérer, ce serait un travail facile, et qui ne nous apprendrait que ce que tout le monde sait déjà.

Seulement, pour laisser sans réplique l'existence des grossesses interstitielles, consignons les faits les plus récents et peut-être les plus péremptoires.

M. Pinel-Grandchamp présenta, il y a peu d'années, un exemple que l'Académie considéra comme l'un des plus curieux. Dans une matrice venant d'une femme enceinte de deux mois, on trouva une tumeur de la grosseur d'une noix; en arrière, elle présentait une crevasse assez étroite. Cette tumeur contenait le produit de la conception; la trompe passait en arrière. Thompson, dont le talent était si connu en anatomie, fit passer un fil métallique dans un conduit qu'il trouva communiquant de la trompe avec le kyste. L'intérieur de la tumeur était tapissé par une membrane caduque; l'embryon n'a pu être trouvé, mais les membranes étaient faciles à reconnaître.

M. Velpeau a aussi trouvé une matrice qui offrait une grossesse interstitielle à l'angle droit. Le kyste avait la grosseur d'un œuf de poule qui communiquait en dehors avec la trompe qui était fermée du côté de la matrice. L'œuf était entier; on y trouvait une caduque irrégulière, la vésicule ombilicale et une apparence de placenta.

En dépit d'Antoine Dugès et autres, disons: L'existence de la grossesse interstitielle, cette anomalie si grave, est un fait jugé; mais l'accord est loin d'être aussi général sur le mécanisme de sa formation. Avec MM. Velpeau, Roux, Moreau et Capuron, devons-nous croire que ce n'est qu'une grossesse tubaire déviée qui se serait développée en dilatant plutôt une paroi que l'autre; ou bien, avec M. Breschet, devons-nous admettre que l'ovule vient s'engager dans l'orifice béant d'un des canaux veineux qui s'ouvrent à l'orifice des trompes, et se porte de là dans les parois utérines? C'est ce que nous n'examinerons pas, pour rester dans les limites de notre sujet.

Nous en dirons autant de la considération si intéressante que M. Velpeau a soumise à l'Académie de médecine, en septembre 1835, dans laquelle il se demandait si l'œuf, dans la grossesse interstitielle, ne devait pas se comporter à la manière des corps fibreux, et se faire jour à l'intérieur de la matrice.

Dans l'intérêt des malheureuses femmes victimes de cette affection, acceptons cette branche de salut, et pensons que M. Roux, en combattant l'opinion de M. Velpeau, a méconnu un instant les efforts heureux de la nature dans une maladie si au-dessus des ressources de l'art.

www.ingramcontent.com/pod-product-compliance
Ingram Content Group UK Ltd.
Pitfield, Milton Keynes, MK11 3LW, UK
UKHW020101100726
13658UKWH00004B/1896